APERÇU HISTORIQUE

SUR

LE MASSAGE

PAR

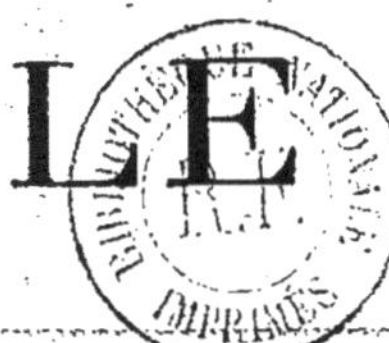

Gustave NORSTRÖM

DOCTEUR EN MÉDECINE
DE LA FACULTÉ DE STOCKHOLM

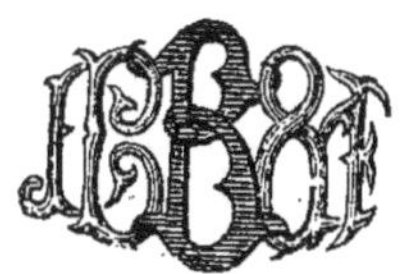

PARIS

LIBRAIRIE J.-B. BAILLIÈRE ET FILS

19, RUE HAUTEFEUILLE, 19

—

1912

Tous droits réservés

APERÇU HISTORIQUE

SUR

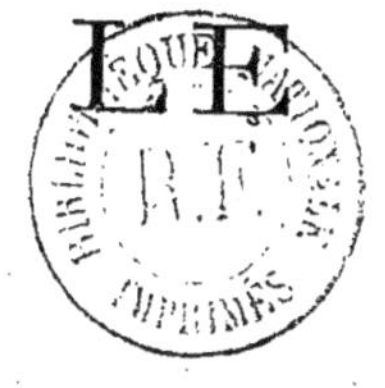LE MASSAGE

DU MÊME AUTEUR

—

Traité théorique et pratique du massage. 2e édition. Paris, 1891, 1 vol. in-8º, 672 pages.

Traitement du mal de tête et migraine par le massage. Paris, 1885, in-18, 121 pages.

Traitement des raideurs articulaires (fausses ankyloses) au moyen de la rectification forcée et du massage. Paris, 1887, in-8, 139 pages.

Le massage de l'utérus. Paris, 1899, in-8º, 214 pages.

Céphalalgie et Massage. Paris, 1890, in-8º, traduit en anglais et augmenté. New-York.

Massage dans les affections du voisinage de l'utérus et de ses annexes. Paris, 1872, in-8º, 141 pages.

Formulaire du massage. Paris, 1895, in-16, 280 pages, avec figurés.

Handbook of Massage. New-York, 1896, in-8º, 246 pages.

The Manual Treatment of Diseases of Women. New-York, 1908, in-8º, 230 pages.

Myosite chronique rhumatismale et son traitement par le massage. Paris, 1908, in-8º.

Maladies des Articulations et leur traitement par le massage. Paris, 1889, in-8º, 39 pages.

Traitement de l'entorse par le massage. Paris, 1891, 39 pages.

A study of the Affection Writers (Writers Cramp). New-York, 1904.

Contractures and Muscular Atrophy (Atrophy). New-York, 1906.

Action physiologique du massage. Paris, 1909.

Chronische Rhumatische Muskelenzündung und ihre Bihandlung durch Massage. Leipzig, 1909, 14 Seiten. Verlag von Giorg Thieme.

Quelques idées modernes sur les troubles gastro-intestinaux et leur traitement par le massage. Paris, 1908, 87 pages.

Massage and Motion in Fractures. New-York, 1906.

Der chronishe Kopfschmerz und seine Behandlung durch massage. Leipzig, 1910, 52, Seiten. Verlag von Georg Thieme.

APERÇU HISTORIQUE

SUR

LE MASSAGE

PAR

Gustave NORSTRÖM

DOCTEUR EN MÉDECINE
DE LA FACULTÉ DE STOCKHOLM

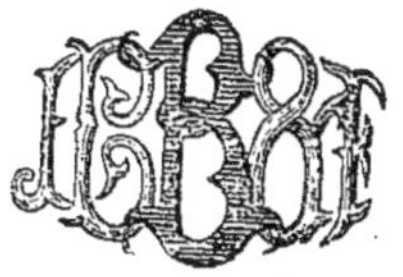

PARIS
LIBRAIRIE J.-B. BAILLIÈRE ET FILS
19, RUE HAUTEFEUILLE, 19

—

1912

Tous droits réservés

APERÇU HISTORIQUE

SUR

LE MASSAGE

Massage et gymnastique dans l'antiquité. — Applications hygiéniques et applications thérapeutiques. — Herodicos et Prodicos de Sélymbrie. Ce que pensaient les médecins : Hippocrate, Antylios, Galien. — Abandon au moyen-âge. — Thaumaturges et masseurs. — Massage et gymnastique étudiés de nouveau, à partir du XVIe siècle. — Ecrivains de notre temps antérieurs à Mezger. — Influence qu'il a exercée.

Si on voulait étudier à fond l'histoire des procédés thérapeutiques décrits aujourd'hui sous le nom générique de massage, on rencontrerait des difficultés qu'on ne soupçonne pas. En lisant tous les livres consacrés à la question, on serait surpris d'y rencontrer pas mal de contradictions et de paradoxes. Il s'agit pourtant d'une méthode empirique, appliquée par les médecins et les praticiens populaires ; on agissait sans idée préconçue, parce que le massage avait guéri dans un cas qui ressemblait à celui qu'on avait sous les yeux ; les interprétations doctrinales intervenaient plus tard. Comment massait-on ? Dans l'antiquité comme de nos jours, chaque praticien avait ses principes, parfois si compliqués qu'il fallait de véritables tours de force mnémotechnique pour les retenir. Il paraît cependant qu'on a appliqué et décrit le massage à peu près dans les mêmes conditions aux différentes époques de la médecine.

1° Comme procédé hygiénique, adjuvant de la gymnastique ; dans ces conditions, les médecins le dédaignent et en tiennent peu de compte ;

2° Un empirique convaincu montre que la gymnastique

est salutaire dans un certain nombre d'affections ; il appelle bruyamment l'attention sur elle, et, pendant quelques années, on en attend plus qu'elle ne peut donner ; on en abuse et on l'abandonne ;

3° Les médecins interviennent avec mesure et prudence ; ils s'efforcent d'établir une classification des procédés ; distinguent la gymnastique hygiénique de la gymnastique appliquée au traitement des maladies et détachent de celle-ci les manipulations locales que le médecin applique lui-même ou fait appliquer sous ses yeux.

La gymnastique comprenait des procédés d'entraînement chers aux athlètes ; ils employaient tout ce qu'ils supposaient, à tort ou à raison, capable de développer le sens musculaire, d'augmenter l'énergie physique, de favoriser la nutrition générale. Pour les médecins, c'était un des meilleurs moyens de conserver les forces. Hippocrate a un chapitre sur la gymnastique ; Antyllos énumère avec complaisance les procédés qu'elle comporte ; Galien y revient à différentes reprises.

Ce fut un empirique, un certain Herodicos, qui voulut modifier la conception générale et faire de ce que l'on regardait seulement comme une mesure d'hygiène, un moyen thérapeutique à indications précises. Herodicos était un moniteur de gymnastique valétudinaire atteint d'une affection que les médecins avaient déclarée incurable. A force de répéter les mouvements qu'il enseignait, il se guérit (1) et devint chef d'une secte nouvelle, celle des gymnastes, qui traitaient tout par le massage et les mouvements systématisés. Plus tard, la iatraleptique, c'est à-dire la médication par les frictions seules, s'en détacha. De tout temps, elles avaient fait partie intégrante des exercices un peu sérieux ; on frictionnait avant la lutte, après le bain. Cette besogne, qui n'avait rien de médical, était abandonnée aux esclaves. Prodicos de Selymbrie montra, d'après Pline, le parti qu'on pouvait en tirer, au point de vue thérapeutique (2) ; c'est peut-être le premier vulgarisateur du massage ; je dis vulgarisateur, et non inventeur, car on en avait fait longtemps avant lui.

(1) Platon, *De la République.*
(2) *Histoire naturelle*, lib. XXIX, cap. I, et lib. XXVIII, cap. IV.

Hippocrate l'employait contre la raideur articulaire consécutive à la luxation de l'épaule (1).

« Il faut masser doucement et avec persistance. Le médecin doit posséder l'expérience de beaucoup de choses, et, entre autres, du massage ; le mal restant le même, le résultat est loin de l'être : le massage resserrera une articulation trop lâche et relâchera une articulation trop rigide ; mais nous déterminerons les règles de massage dans un autre traité. Il convient de masser une épaule dans cet état avec des mains douces, et dans tous les cas avec ménagement. On communiquera des mouvements à l'articulation, sans violence, mais autant que cela se pourra sans douleur. Le rétablissement est complet tantôt après un temps plus long, tantôt après un temps plus court. »

Le massage tenait, dans la thérapeutique chirurgicale des Grecs, une place plus importante qu'on ne serait tenté de le croire si l'on s'en tenait à ce texte. Nous savons pourquoi l'auteur s'est dispensé d'en parler plus souvent : il avait écrit ou il avait eu l'intention d'écrire un livre sur lui. Ce livre a-t-il été perdu comme tant d'autres ? On ne saurait le dire. Il est peu probable que les dix lignes qui l'annoncent aient été interpolées par un copiste d'une époque ultérieure. Il est question ailleurs, dans Hippocrate, de manipulations curatives : « Une fièvre continue saisit la femme d'un jardinier à Élis ; buvant des remèdes évacuants, elle ne fut aucunement soulagée. Dans le ventre, au-dessus de l'ombilic, était une dureté s'élevant et causant de violentes douleurs : cette dureté fut malaxée fortement avec les mains enduites d'huile ; ensuite du sang fut évacué en abondance par le bas. Cette femme se rétablit et guérit.

D'autres avaient recours aux manipulations ; Proxagoras, le maître d'Hérophile, en faisait dans les hernies et l'étranglement interne. Cœlius Aurelianus le lui reproche vertement : « Il a plus de chance, dit-il, de tuer les malades que de les guérir (2). » Cet auteur restreignait singulièrement les indications du massage. Asclépiade de Bethynie

____

(1) Ed. Littré, t. IV, p. 103.
(2) ... *Quo probatur magnificam mortem Proxagoras magis quam curationem voluisse scribere. Acut. morb.*, lib. III. Ed. Weston, Amsterdam, 1723, p. 244.

avait dit que, dans ces maladies aiguës, il fallait frictionner les parties douloureuses autant qu'elles peuvent le tolérer. « La friction, dit Cœlius, est un moyen à employer dans les maladies chroniques et non dans les maladies aiguës, si surtout on la fait, comme le veut Asclépiade, énergiquement et longtemps. Les choses qu'il ordonne ne concordent point. On doit recourir aux frictions pendant longtemps, tant que les parties peuvent les supporter; mais ces parties tuméfiées ne sauraient, en aucun cas, être frictionnées au début puisqu'elles ne peuvent même pas soutenir le poids des cataplasmes (1). »

On voit par ces citations les traces de divergences entre les écoles de l'antiquité. Les humoristes employaient les frictions comme agent de résorption pour les solidistes, c'était un moyen de rétablir la mobilité et la flexibilité des tissus; elles jouaient dans les affections viscérales le même rôle que dans les raideurs articulaires et servaient à vaincre les *strictures*.

Oribase reproduit tout ce qu'on a écrit sur le massage : c'est lui qui nous a conservé les fragments d'Antyllos : ailleurs, il donne la méthode d'un certain Hérodote pour l'appliquer dans les fièvres et la recommande dans les névralgies sus-orbitaires; tout cela prouve qu'au iv siècle de notre ère les médications mécaniques étaient encore en grande estime; plus tard, Paul d'Egine insista sur l'utilité des frictions dans un certain nombre d'états morbides chroniques.

Ling a eu un précurseur dans l'antiquité; le pédotribe Herodicos; Prodicos de Sélymbrie fut peut-être le Mezger de Rome, au siècle d'Auguste. Les efforts de ces vulgarisateurs contribuèrent à entraîner la conviction des médecins et à leur faire adopter au moins une partie des manipulations proposées : on massait dans les raideurs articulaires, dans les névralgies, dans certaines affections de l'intestin, mais il y avait dissentiment à propos des maladies aiguës.

On peut passer sans inconvénient le moyen-âge : l'hygiène et les exercices physiques étaient réprouvés dans

(1) P. 245.

les monastères ; les hommes de guerre se couvraient de fer et ne s'entraînaient que pour le combat : de temps en temps des thaumaturges guérissaient par l'imposition des mains et le massage. « Un d'eux, qui parcourut les Gaules au temps de Grégoire de Tours », ordonnait qu'on tirât vigoureusement sur les membres de ceux que la faiblesse ou la paralysie empêchaient de marcher. Deux esclaves prenaient le patient par les mains, deux autres le prenaient par les pieds, et tous tiraient !!! Cette gymnastique tuait ceux qu'elle ne guérissait pas.

Vers la fin du xve siècle, l'admiration accordée aux lettres et aux arts de l'Antiquité s'étendit aux habitudes hygiéniques ; un érudit, du Choul, conseiller du roi, dut écrire, par ordre de Henri II, un travail sur eux (1) ; six ans plus tard, Mercurialis reprend la question (2) au point de vue médical, puis Ambroise Paré rappelle ce qu'a dit Oribase et en fait son profit. Au siècle suivant, Guyon (3), Paullini s'occupent plus ou moins du sujet ; ces travaux manquent de critique : on confond les choses, on aligne des noms, on dit que le massage pourrait être utile, sans rien affirmer ; on n'essaie point d'étendre ou d'interpréter les Anciens, on reproduit leur texte : « La friction, disait Castelli, peut être faite d'une double manière : elle peut être sèche ou humide. La première a lieu quand on frotte tout le corps ou seulement un de ses membres, sans interposition d'un linge ou d'un corps gras ; parfois on la fait avec des gants. La seconde a lieu quand on prend pour la faire de l'eau ou de l'huile. Le mot friction s'applique d'ailleurs à deux choses : 1° aux frottements de la peau faits dans l'état de santé ou de maladie ; 2° à ceux que l'on fait en même temps que les exercices ou avant eux (4). » D'autres avaient une théorie mixte, empruntée en partie à la doctrine iatro-mécanicienne, en partie à l'humorisme, et parfois une conception juste de l'action physiologique du massage. « La friction, lisons-nous dans un grand dictionnaire médical du

(1) *Disc. sur la castramétation et la discipline militaire des Romains.* Lyon, 1555.
(2) *De arte gymnastica,* 1573.
(3) *Miroir de la beauté.*
(4) *Lexicon medicum.*

siècle dernier, cause, pour ainsi dire, une compression et un relâchement alternatifs du corps. Une friction légère ne comprime que les veines, au lieu qu'une plus forte comprime aussi les artères. En comprimant les veines par la friction, le mouvement du sang vers le cœur est accéléré. Par là le mouvement du cœur même est ranimé, d'où il s'ensuit que le sang est aussi poussé dans tous les vaisseaux avec plus de vélocité. »

Les ouvrages de Meibom (1) et Tissot (2) sont réellement pratiques. Voici comment le second définissait le massage :

« C'est une espèce de pétrissage que l'on ferait de la partie affectée. En broyant, pour ainsi dire, cependant avec certaines précautions, en triturant les *sucs visqueux* arrêtés dans les ligaments des articulations, on donne à la circulation une activité qu'elle allait perdre ; on empêche que tous ces ligaments ne fassent, pour ainsi dire, une masse obstruée dans laquelle le mouvement se perdrait tout à fait (3). »

Cette indication limitée au traitement de certaines affections articulaires constitue un progrès sur ce que nous avons vu.

Un article publié par Piorry, dans le Dictionnaire en soixante volumes, résume l'état des connaissances, en 1818.

« Maintenant que l'heureuse alliance de la médecine et de la chirurgie a démontré que les moyens extérieurs sont presque aussi importants dans les maladies internes que l'action des médicaments qui agissent d'une manière immédiate sur les parties profondément placées, ne pourrait-il pas être de quelque utilité d'appeler l'attention des médecins sur le *massement* des peuples de l'Asie ? » L'auteur suit la méthode dans l'Antiquité, aux Indes, en Chine et jusqu'à Tahiti.

Comment les médecins ont-ils connu le massage ? telle est la question que nous nous sommes posée en commençant cet historique. Il est évident, pour nous, que ses

---

(1) *Flagellum salutis,* 1698.
(2) *Utilité de la flagellation,* 1785.
(3) *Gymnastique médicinale et chirurgicale,* 1790.

progrès n'ont point eu pour origine les pratiques consignées dans les livres de Confucius ou la compilation de Susruta : il est évident qu'il n'a pas été rapporté en Europe par les matelots du capitaine Wallis, frictionnés par de jeunes Tahitiennes. Mais l'article de Piorry renferme autre chose que des digressions érudites ; l'action anesthésique est indiquée et prouvée. « L'épouse d'un des savants les plus distingués dont la France s'honore n'éprouve de soulagement à une douleur vive et rhumatismale à laquelle elle est sujette que lorsqu'on pratique sur la partie malade une pression analogue au massage. Ce moyen n'est pas chez elle curatif, mais il est certain qu'il calme la douleur. » Je ne crois pas que, depuis l'époque où ces lignes furent écrites, on ait tenté de tirer parti, en France, des propriétés anesthésiques autrement que par contre-coup, quand on employait le massage comme moyen curatif de la distension forcée des muscles ou de l'entorse.

On s'en est beaucoup servi dans ces conditions. En 1837, le Dr Martin adressait à la Société de médecine de Lyon un mémoire à propos duquel Bonnet faisait un rapport élogieux. On traitait alors le lumbago et cette affection traumatique à laquelle on donne en France le nom de *tour de reins* par la dérivation et les saignées, médication empirique s'il en fut et rarement efficace. Le mémoire de Martin renfermait plus de 100 cas dans lesquels l'action du massage avait été absolument salutaire : une curieuse anecdote montre qu'il profitait de l'expérience acquise et qu'il avait, dans la pratique du massage, la hardiesse que donne la certitude : « La femme d'un tonnelier du pays que j'habite vint un jour me prier de visiter son mari ; il était, me dit-elle, retenu dans son lit depuis huit jours par un rhumatisme qui résistait à tous les moyens de soulagement mis en usage par l'officier de santé qui le soignait. Je me rendis auprès de lui, au moment où l'on se disposait à placer sur les régions lombaires deux emplâtres vésicatoires. Après un court examen, je tirai à part l'officier de santé et je fis de vains efforts pour lui faire comprendre la cause véritable des douleurs et le genre des manœuvres au moyen desquelles je les ferais cesser en peu de temps. Il voulut entrer en discussion, je m'y refusai ; il prit de l'humeur et se retira haussant les épaules. Aussitôt après son départ, je me mis à l'œuvre. Le *massage* produisit en moins de dix minutes son effet ordinaire, le malade se leva et s'habilla sans aide. J'avais à cœur l'irrévérence du pli d'épaules : j'imaginai d'en tirer une vengeance innocente en faisant reporter immédiatement les emplâtres vésicatoires à l'officier de santé par le prétendu rhumatisant, afin de lui prouver que j'étais fondé, en pareil cas, à dire au malade : *Surge et ambula* (1). »

En même temps, on employait avec succès et d'une façon courante le massage dans les ankyloses fibreuses. Houzé avait écrit sur ce sujet sa dissertation inaugurale, en 1843. Les mêmes idées furent défendues par Maisonneuve et Richet, dans leurs thèses de concours (1844 et 1850). On pourrait tout au plus reprocher à ces auteurs une timidité extrême dans l'application. Ils veulent absolument qu'on attende la fin du processus originel ; le moindre phénomène aigu les effraye, tant ils redoutent d'appeler, par une intervention mécanique hâtive, de nouveaux accidents.

Dans l'entorse, au contraire, le massage a de bonne heure été considéré comme un moyen précoce, préférable à l'immobilisation et aux autres procédés. Les travaux d'Elleaume (2), de Gérard (3), de Lebâtard (4), de Millet (5), pour ne citer qu'eux, sont des panégyriques en sa faveur. Il était réellement indispensable de revenir souvent sur ce point ; malgré les résultats obtenus, on se défiait. Dans un mémoire présenté à l'Académie des Sciences, en 1864, Baudens était obligé d'avouer que, sur 78 amputations pratiquées par des chirurgiens militaires, 60 avaient eu pour cause des accidents consécutifs à l'entorse. Un travail de M. Bizet répond à cette triste constatation. « La guérison par le massage est d'autant plus prompte et plus assurée, dit l'auteur, que le remède suit, pour ainsi dire,

---

(1) Estradère. Du MASSAGE, *son historique, ses manipulations, ses effets thérapeutiques*, Th. de Paris, 1863, pp. 149-105.

(2) *Du massage dans l'entorse. Gaz. des hôpitaux*, 1859, nᵒˢ 151-2.

(3) *Des frictions et du massage dans le traitement de l'entorse chez l'homme. Gaz. hebdomad.*, nᵒ 46, 1858.

(4) *Gaz. des hôpitaux*, 1856.

(5) *Bulletin de thérapeutique*, t. LXXII, pp. 76 et suiv.

l'arrivée du mal ; la guérison s'opère dans l'entorse simple et dans l'entorse compliquée, sauf le cas de fracture des extrémités articulaires (1). »

Estradère ajoutait que c'est le moyen le plus simple, le plus facile à exécuter, le plus efficace, car il guérit souvent après la première séance : on est rarement obligé d'y revenir à plusieurs fois. La thèse de l'auteur que nous venons de citer était un plaidoyer rempli d'érudition en faveur du massage (1863). Par malheur, M. Estradère ne le connaissait guère alors qu'en théorie : ses idées ne sont pas appuyées sur des faits personnels, et les procédés qu'il décrit sont si nombreux, si compliqués que pour lui le massage comprendrait toute la gymnastique médicale. Il a été appliqué, avant 1860, dans des circonstances variées et a donné des résultats. Georgii s'en est servi contre l'épistaxis (2), Cabin de Saint-Marcel (3) contre le coryza ; Laisné l'a utilisé, sous la direction du Dr Blache, dans le traitement de la danse de Saint-Guy, à l'hôpital des Enfants (4), Récamier en avait tiré parti contre la fissure anale et c'est en appliquant le massage anesthésique que Maisonneuve en vint à découvrir la dilatation forcée (5). Il n'est pas jusqu'aux affections utérines contre lesquelles on ne l'eût déjà employé.

On avait des succès et, malgré cela, les médecins hésitaient, il était à peine question de massage dans les livres classiques.

L'opinion publique se tourna vers les empiriques : beaucoup massaient bien et guérissaient. Mais ils avaient contre eux leur ignorance ; ils ne savaient pas au juste pourquoi ou quand il fallait masser. Une méthode est bonne par elle-même, on l'applique au hasard, elle devient exécrable. De temps en temps, on enregistre un succès ; comme le dit Berghman, une poule aveugle finit toujours par attraper un grain ; mais on ne compte plus les revers ; des applications à contre-sens aboutissent à des catastrophes. Les médecins attribuèrent au massage des malheurs

(1) *Traitement de l'entorse par le massage*, Paris, 1868.
(2) *Kinésithérapie*, thèse de Paris, 1847.
(3) Thèse de Paris, 1853.
(4) *Du Massage*, Paris, 1868.
(5) Voy. *Gaz. des hôpitaux*, 1848.

n'ayant pas d'autre cause que la maladresse des empiriques.

En s'attachant à la méthode, en étudiant concurremment ses procédés et les affections dans lesquelles ils sont applicables, en la délivrant de manœuvres parasites, fatigantes pour le médecin, excédantes pour le malade, Mezger a rendu service à ses confrères et plus contribué que personne à l'adoption du massage. Nous allons essayer de donner une idée de son rôle.

Il est rare que les méthodes thérapeutiques soient l'application directe de notions théoriques laborieusement acquises ; les savants ont horreur de la pratique : quand, au contraire, un homme de talent, ayant débuté par là, se trouve en présence de problèmes qu'il ne peut résoudre, il éprouve le besoin d'étendre ses connaissances ; le technicien devient expérimentateur. Ce fut le cas pour Mezger; le premier et le seul travail qui porte son nom est un essai modeste remontant à 1868 ; rien n'eût pu faire prévoir alors qu'un auteur qui s'abrite à chaque instant derrière Tilanus, Van Geuns, Vrolik ; qui, au lieu de trancher les questions, cite timidement Gérard, Elleaume ou Lebâtard, deviendrait chef d'école.

La thèse de Mezger (1) débute par une protestation contre l'abus de la gymnastique, c'est à la fin seulement de sa préface qu'il parle de son sujet.

« J'ai l'intention de m'occuper ici d'une des applications médicales de la gymnastique que l'on appelle les frictions, ou mieux encore le massage. J'ai commencé en 1853 à traiter, à Amsterdam, les entorses par ce moyen ; je l'ai amélioré peu à peu et, depuis 1861, je l'ai toujours employé. »

Il est probable que Mezger avait vu des cas nombreux, et qu'en les réunissant il eût pu donner une statistique remplie d'intérêt : il ne l'a pas même essayé.

Son travail renferme des aperçus ingénieux, énoncés sous une forme brève, et les seuls arguments que l'auteur fasse valoir en leur faveur sont les cas qu'ils lui rappellent.

---

(1) *De Behandeling van Distorsio pedis met Frictien,* Amsterdam, 1868.

« On définit habituellement ainsi l'entorse, dit-il au chapitre II : une distension articulaire à la suite de laquelle les ligaments sont tiraillés et parfois déchirés, distension accompagnée de lésions plus ou moins prononcées des parties voisines. Cette définition me paraît trop étendue ; elle se rapporte à l'entorse vraie et à la déchirure des ligaments, c'est-à-dire à deux états absolument différents.

« Je crois qu'il est bon d'établir les distinctions suivantes :

« 1º L'entorse simple est une distension des tendons et des ligaments périarticulaires si violente que leur coefficient d'élasticité normale est dépassé ;

« 2º L'entorse est compliquée quand il y a eu déchirure des organes en question ;

« 3º La fracture des extrémités osseuses articulaires est une autre complication.

« La justesse de ces divisions nous paraîtra indiscutable si nous appliquons notre méthode pour le traitement ; de plus, elles sont de première importance, au point de vue du pronostic.

« Une distorsion simple est guérie, en règle générale, après une ou deux frictions.

« Dans celles de la seconde catégorie, le pronostic est différent. S'il y a des déchirures vasculaires accompagnées d'extravasations sanguines dans les tissus, cette circonstance ne constitue pas une difficulté, comme le montrent les observations qui vont suivre.

« La douleur et le gonflement disparaissent. Après six ou sept séances, le malade est presque toujours guéri ; s'il y a une ecchymose, elle s'en va d'elle-même, car le sang épanché se résorbe peu à peu, comme d'habitude.

« Dans les nombreuses entorses du pied que j'ai eues à traiter, je ne me suis jamais trouvé en présence d'une déchirure artérielle avec épanchement sanguin intra-articulaire, complication signalée par Mattei. La déchirure des ligaments n'est nullement une contre-indication du massage...

« Dans ces conditions, on applique le procédé habituel ; puis, quand la douleur et le gonflement ont disparu, on fait porter, pendant quelques jours, un bandage médiocrement serré; le malade peut soulever des fardeaux et marcher sur des surfaces inégales. »

Mezger a fait école, sa réputation est devenue européenne ; ce qu'il y a eu d'extraordinaire dans cette fortune, c'est l'absence de toute espèce de publicité même scientifique. Mezger n'avait pas de situation officielle, son nom n'a guère été prononcé dans les Sociétés savantes ; il n'a presque rien écrit, les malades vinrent parce qu'il guérissait en massant; les élèves vinrent pour apprendre à guérir comme lui. Presque tous étaient des médecins des pays scandinaves, l'enseignement était aussi objectif qu'il pouvait l'être : le maître travaillait, les assistants regardaient, et plus tard travaillaient eux-mêmes. C'était un véritable apprentissage dans lequel on faisait l'économie de vides et solennelles leçons et de tout apparat universitaire (1). Je suis heureux d'avoir été un des premiers à faire connaître en France l'auteur et sa méthode : il y a 7 ans qu'a paru la première édition de mon livre. Depuis ce moment, des praticiens d'une très grande valeur comme MM. Berne, Gauticz, Weber, Verchère, etc., se sont occupés sérieusement du massage à Paris; de bons articles de journaux, d'excellents mémoires ont paru. En Allemagne, le mouvement que je signalais, en 1884, a continué, les travaux de Zabludowski, Schreiber, Reibmayer, Hunerfauth, Mosengeil, etc., se sont ajoutés à ceux qui existaient antérieurement. Le massage est donc bien près de devenir un procédé classique, que des médecins appliqueront, après en avoir discuté l'utilité comme celle des autres méthodes thérapeutiques ; je serai trop heureux si j'ai été pour quelque chose dans sa vulgarisation.

(1) Depuis 1880, les exigences d'une clientèle énorme et croissant de jour en jour ont mis Mezger dans l'impossibilité de recevoir de nouveaux élèves.

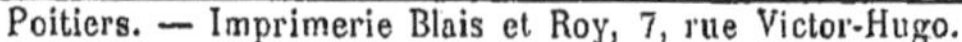